学校版

诺如病毒
防控一本通

广东省疾病预防控制中心
广东省公共卫生研究院　编著

SPM 南方传媒　广东人民出版社
·广州·

图书在版编目（CIP）数据

诺如病毒防控一本通：学校版/广东省疾病预防控制中心，广东省公共卫生研究院编著. —广州：广东人民出版社，2024.3

ISBN 978-7-218-17130-2

Ⅰ.①诺…　Ⅱ.①广…　②广…　Ⅲ.①肠道病毒—感染—防治—基本知识　Ⅳ.①R512.5

中国国家版本馆CIP数据核字（2023）第228241号

NUORU BINGDU FANGKONG YIBENTONG（XUEXIAOBAN）

诺如病毒防控一本通（学校版）

广东省疾病预防控制中心
广东省公共卫生研究院　编著

出 版 人：肖风华

选题策划：曾玉寒
责任编辑：李宜励　廖智聪
责任校对：胡艺超　裴晓倩
插图绘画：庄向荣
责任技编：吴彦斌

出版发行：广东人民出版社
地　　址：广州市越秀区大沙头四马路 10 号（邮政编码：510199）
电　　话：（020）85716809（总编室）
传　　真：（020）83289585
网　　址：http://www.gdpph.com
印　　刷：珠海市豪迈实业有限公司
开　　本：890mm×1240mm　1/32
印　　张：2.125　　字　　数：30 千
版　　次：2024 年 3 月第 1 版
印　　次：2024 年 3 月第 1 次印刷
定　　价：20.00 元

如发现印装质量问题，影响阅读，请与出版社（020-85716849）联系调换。
售书热线：020-85716831、020-87716172

编委会

主　审：张永慧　李　艳

主　编：康　敏　张　萌

副主编：王静娴　钟若曦　杨　芬

编　委：（按姓氏笔画排序）

曲亚斌　李干新　张应涛

张海涛　林丽玲　易　瑶

郭仰峰　曾　彪

前 言
Preface

  各类学校和托幼机构是急性传染病高发的场所。诺如病毒因为感染剂量低、感染方式多样、对幼儿至成人都能致病等特点，一直是学校传染病暴发疫情的常客。

  本书作为科普读物，结合多年来广东省疾控中心和省内各级疾控机构与教育部门、各类学校应对诺如病毒感染疫情的经验，以轻松活跃的语言和配图，生动地讲解了在各类校园发生疫情后不同岗位的工作人员（如校长、班主任、校医、厨工等）如何在第一时间做好应对措施，如何配合疾控机构做好疫情处置，如何开展一些简单却有效的预防措施。

  本书主要的阅读群体是各类学校和托幼机构的教职员工，也可作为学生和家长的健康教育素材。本书同时也是基层疾控机构指导校园诺如病毒防控的通俗读物。

  本书编写得到了广东省教育厅、广州市中小学卫生健康促进中心的大力支持，大幅度地提升了疾病预防控制理念在学校传染病防控工作中的应用。

本书编写难免出现错漏，希望读者能够不吝赐教，共同推动本书科学性和可行性的进步，以促进学校传染病防控工作的有序开展。

　　　　　　　　　　　　　　　　　　　　本书编写组
　　　　　　　　　　　　　　　　　　　　2023年10月

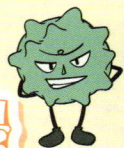

目录

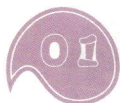
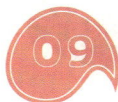
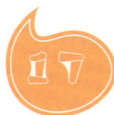

主要人物简介

黄校长，大学健康副校长，负责学校卫生健康工作。

刘科长，疾控中心防控专家，负责传染病现场调查及指导处置。

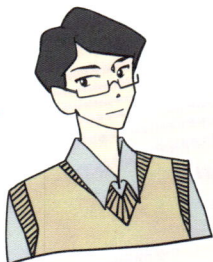

爸爸

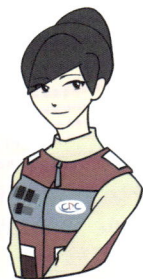

妈妈

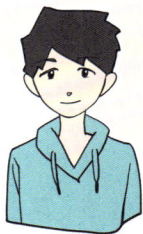

哥哥

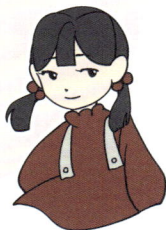

妹妹

黄小康，初中一年级学生，爱好运动。

黄小梦，幼儿园中班的小朋友，活泼又可爱。

　　守护家庭，共抗诺如！看这一家四口，妈妈是疾控专家，爸爸是高校卫生健康工作负责人，哥哥是初一的学生，妹妹是幼儿园的小可爱。他们用行动演绎了学校诺如防控的生动课堂：从小做起，从我做起，从家庭做起。让我们跟随他们，一同迈向无"毒"的明天！

基础知识篇

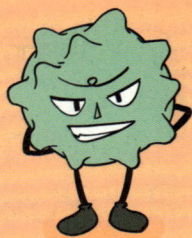

诚如病毒（Norovirus）原名"诺瓦克病毒（Norwalk virus）"，1972年发现于美国俄亥俄州诺瓦克镇。它是目前全球感染性腹泻聚集性疫情常见的病原体之一。我国近十年报告的感染性腹泻暴发疫情中，90%以上由诺如病毒引起。目前诺如病毒引起的感染已列入我国丙类传染病中的"其他感染性腹泻病"进行管理。

本篇从诺如病毒的病原学、临床特征、流行病学特征等方面，简明扼要地介绍其特点与危害，为后续三篇疫情防控故事提供意见和参考。

诺如病毒小传

我有着一个庞大的家族，以感染人类为目标的主要有3组病毒——GI、GII、GIV，一共足足有30多种基因型。

我是诺如病毒

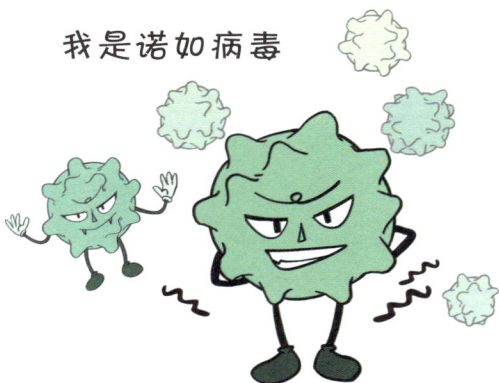

我有着圆滚滚的身材，不同于冠状病毒长着一身王冠形的刺突，我的外衣相对更"滑溜溜"一些。我最擅长变异，每2—3年就会出现引起全球流行的新变异株，搅和人类健康。这样的我，喜欢"滑"进你们人类的肠道，那里是我生长繁殖的理想场所。

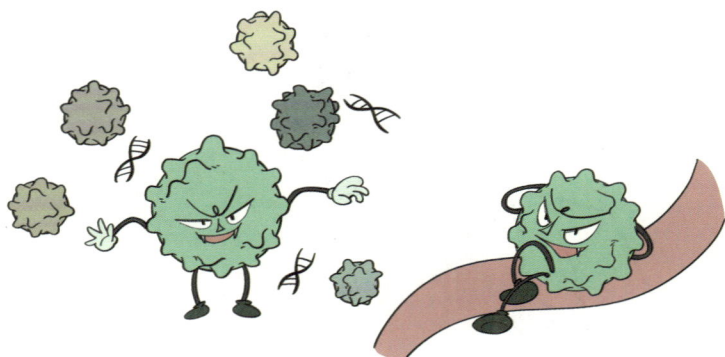

　　你想通过呕吐、腹泻将我排出，正合我意，我又可借此多点扩散。让你"拉到腿软"对于我来说轻而易举。我还能通过气溶胶传播，如果你们不及时处理病人的粪便和呕吐物，我就能乘着散发出来的气流进入其他人的身体，从而继续滚动发展。嘿嘿！所以我最喜欢的场所就是人员密集的学校噢。

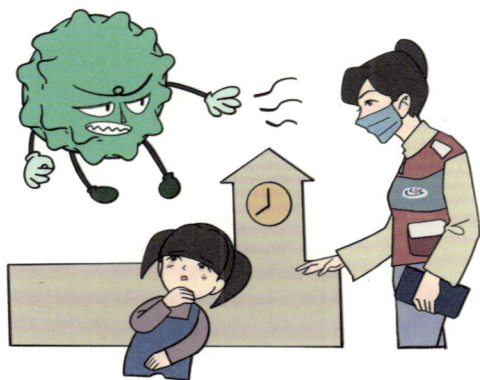

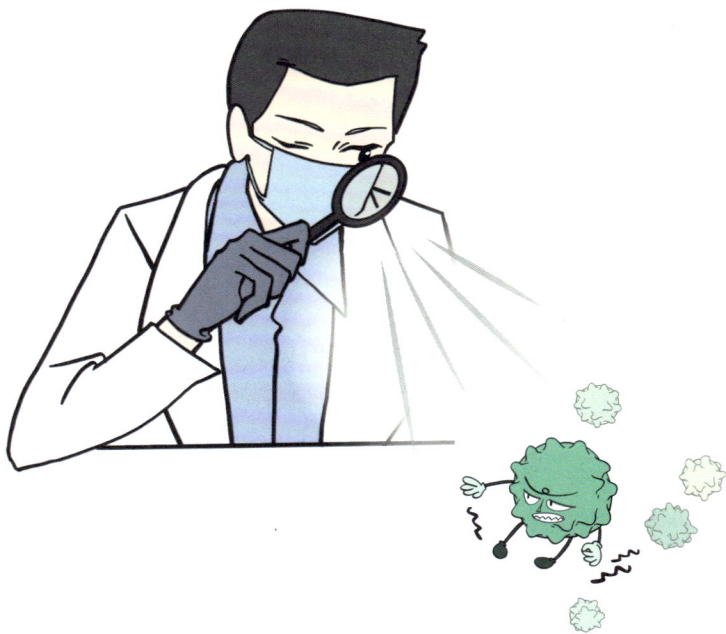

疾控专家：还抓不到你！诺如！

诺如病毒：你怎么知道是我?！

疾控专家：学校、呕吐物、腹泻呕吐的症状，所有流行病学的证据都指向你，还想抵赖吗?

诺如病毒：哼哼，你可知道，75%酒精可杀灭不了我。

疾控专家：少得意，我们自有方法对付你！我还要让大家都记住怎么对付你。

病毒通缉令

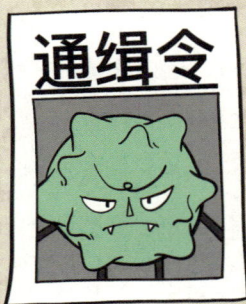

通缉对象 诺如病毒

特 点

1. 传染性强、感染剂量低。

感染剂量为18—2800个病毒粒子，在针尖上小小面积停留的病毒量就可以致病。

2. 环境抵抗力强。

在室温下能耐受pH 2.7的环境3小时，4℃环境下能耐受20%乙醚18小时，75%酒精没有消毒效果。

在世界范围内，诺如病毒是急性胃肠炎散发病例和急性胃肠炎暴发疫情最常见的病原体，每年造成约6.8亿人次发病，21.2万人死亡。

3. 免疫保护时间短。

感染者痊愈后不具备持久的免疫保护，短期

内如果不注意有可能再次感染。

4.传播途径多。

（1）人传人为主要传播途径。吸入患者呕吐物或粪便中释出的气溶胶会感染。间接接触被排泄物污染的环境也会感染。

（2）食源性传播。食用被诺如病毒污染的食物可感染，常见为感染诺如病毒的餐饮从业人员在备餐和供餐中污染食物，也可出现食物在生产、运输和分发过程中被含有诺如病毒的人类排泄物或其他物质（如水等）所污染。生食被诺如病毒污染的牡蛎等贝类海产品和蔬果类是引起诺如病毒感染暴发的常见原因。

（3）经水传播。饮用被诺如病毒污染的桶装水、直饮水、井水等会导致感染。

5."作恶"场所多。

在幼儿园、学校、医院、养老院等集体单位比较常见。

虽然诺如病毒感染力强，但我们还是有很多

有效的手段对付它们。以下措施比较有效：

①保持勤洗手的良好习惯。

②食物都要煮熟、煮透后再吃；保证饮用水安全洁净，不喝生水。

③含氯消毒剂可以有效杀灭诺如病毒，在处理呕吐物以及地面消毒时可以使用。

后面的章节里，我们会为大家介绍诺如病毒防控知识要点噢。

通用管控
措施篇

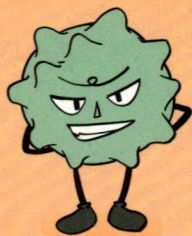

　　诺如病毒传播方式多样，在各类学校和托幼机构内发生疫情后防控难度较大。但无论是发生哪一类传播方式的疫情，都应该首先将最基础的几项通用的防控措施做好，分别是：病例隔离和管理、晨（午）检和因病缺勤跟踪、环境消毒。通过这三项措施的落实，可以初步控制人与人之间的直接近距离接触造成的传播，在此基础上疾控机构专业队伍会同步开展更加深入的调查，锁定造成疫情传播的主要原因。

一、病例隔离和管理

（一）措施要求

1. 出现腹泻和/或呕吐的学生、教职员工暂停上课/上岗，症状较轻者原则上应回家隔离，如在校住宿的学生无法及时回家隔离，应在相对独立的区域和宿舍内隔离，不能与健康学生同住、同吃；症状较重者应送医院进行治疗。

2. 原则上隔离至症状完全消失后72小时，经评估后可返校或复岗。

（二）不同岗位角色职责

学校管理者： 组织制定本单位诺如病毒感染疫情防控预案，建立病例管理制度。

班主任： 协助病例隔离和管理，通知家长带患病学生就医或回家休息；做好学生和家长的沟通和安抚工作。

校医（卫生老师）： 对在宿舍隔离的学生做好健康监测和诊治。定期组织班主任、卫生老师、宿管等人员开展培训和演练等。

宿舍管理员： 做好人员进出登记，对在宿舍内隔离的学生落实规范管理，隔离观察期间不得外出。

二、晨（午）检和因病缺勤跟踪

（一）措施要求

1. 每天早晨上学时，学校要安排人员对每名学生和教职员工（包括厨工、清洁人员和安保人员等）进行健康状况的检查，如发现出现呕吐、腹泻等症状的人员，应及时就医并进行隔离管理，不得带病上课/上岗。如学校已经发生聚集性疫情，在此期间应在下午上学前增加一次健康检查。

2. 对于缺勤的学生和教职员工，学校要安排人员询问缺勤原因，在缺勤原因为出现呕吐、腹泻等症状时，要进行记录并持续跟踪，直至病情恢复且达到返校返岗要求。

3. 如发生呕吐、腹泻人员的数量达到疫情报告的要求，学校应立即向属地教育局和疾控机构报告。

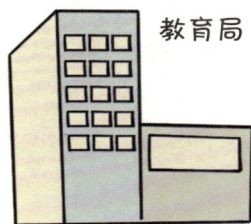

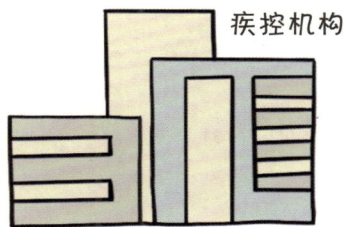

教育局   疾控机构

（二）不同岗位角色职责

学校管理者： 制定本单位的晨（午）检制度、因病缺勤跟踪制度和返校返岗查验制度，将责任分解到部门、个人；发生疫情时及时向属地教育局和疾控机构报告。

校医（卫生老师）： 指导班主任、宿舍管理员等开展晨（午）检、返校返岗查验；对就诊学生做好查因、诊治和登记，发现呕吐、腹泻等病例异常增多时应立即报告。定期组织班主任、卫生老师、宿管等人员开展培训和演练等。

班主任： 每日对学生开展晨（午）检；跟踪病例情况，做好因病缺勤的记录，每日将信息反馈给校医、学校管理者；确保学生返校时病情恢复并达到要求。

宿舍管理员： 对在宿舍内隔离的学生落实晨（午）检和做好健康监测登记，每日将信息反馈给校医、学校管理者。

三、重点区域和部位的环境消毒

（一）措施要求

1. 平时，学校应定期使用有效氯浓度不低于500mg/L的消毒剂对教室、宿舍、卫生间等公共区域进行常规表面擦拭消毒。

2. 在疫情期间，对教室、宿舍、卫生间、食堂等重点区域和课桌（椅）、床铺、门把手、楼梯扶手等重点部位，每天应使用有效氯浓度达到1000mg/L的含氯消毒剂至少开展2次表面擦拭消毒。（常见含氯消毒剂及消毒使用剂量的配制见附表）

（二）不同岗位角色职责

学校管理者：制定环境卫生和清洁消毒管理制度，做好消毒和应急处置物资储备；开学前后组织开展校园爱国卫生运动。

班主任、宿舍管理员：组织和指导学生与相关教职员工做好教室、办公室和宿舍等环境卫生；发生病例呕吐时立即疏散无关人员，配合校医和清洁人员规范处理呕吐物。

校医（卫生老师）：组织环境消毒和呕吐物规范处置培训；监督清洁消毒做到位。定期组织班主任、卫生老师、宿管等人员开展培训和演练等。

清洁人员：经过规范培训后方可负责清理病例的呕吐物、粪便；负责环境清洁和消毒工作。

四、其他预防和控制措施

1．学校应配备足够的流动水洗手设施，并配备洗手液。

2．教育学生和教职员工养成正确洗手、勤洗手的习惯。

3．对学生、家长和教职员工进行不吃生食、不喝生水、不带病上课/上岗等的健康教育。

4．学校要在发生诺如病毒感染疫情期间尽量减少大型聚集性活动。

附表

常见含氯消毒剂及消毒使用剂量的配制

常见消毒剂	产品有效氯含量及规格	消毒使用剂量（mg/L）的配制				备注
		500	1000	5000	10000	
漂白粉	按25%计	2g加水1000mL（1kg）	4g加水1000mL（1kg）	20g加水1000mL（1kg）	40g加水1000mL（1kg）	称取消毒剂，加少量的水，调成糊状，然后边搅拌边加入余量的水使之成为乳液，静置后取上清液使用
漂精片	按56%计，每片约为0.5g	9片加水5000mL（5kg）	9片加水2500mL（2.5kg）	9片加水500mL（0.5kg）	18片加水500mL（0.5kg）	称取消毒剂，加少量的水，研磨调成糊状，然后边搅拌边加入余量的水使之成为乳液，静置后取上清液使用
含氯消毒粉	12%（通常），20g/小包或10g/小勺	每小包加水4800mL（4.8kg），或每小勺加水2400mL（2.4kg）	每小包加水2400mL（2.4kg），或每小勺加水1200mL（1.2kg）	10小包加水4800mL（4.8kg），或10勺加水2400mL（2.4kg）	20小包加水4800mL（4.8kg），或20勺加水2400mL（2.4kg）	直接加水溶解
次氯酸钠消毒液（或84消毒液）	5%（通常）	10mL消毒剂加水至1000mL（1kg）	20mL消毒剂加水至1000mL（1kg）	100mL消毒剂加水至1000mL（1kg）	200mL消毒剂加水至1000mL（1kg）	
含氯泡腾片	500mg/片	1片加水1000mL（1kg）	2片加水1000mL（1kg）	10片加水1000mL（1kg）	20片加水1000mL（1kg）	直接投入水中泡腾溶解

防控篇

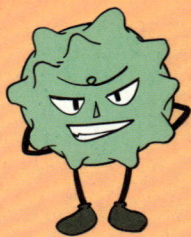

　　诺如病毒在各类学校和托幼机构传播的主要方式有三大类：通过暴露于病例的呕吐物传播，通过饮用或使用被病毒污染的水传播，通过食用被病毒污染的食物传播。

　　本章节设计了托幼机构、中小学校、院校三个场景，分别对应三种不同的疫情传播方式，并在情景中简要精练地说明关键的疫情防控措施和要求。

托幼机构

　　幼儿感染诺如病毒后更容易发生呕吐，由于缺少自控能力，幼儿感到恶心后可能会不自觉地直接呕吐在教室、午休室等公共区域内。病例呕吐物内含有大量的诺如病毒，会附着在被污染物表面，也会随着气溶胶飘浮在空气中，造成疾病的快速传播。

　　本篇以幼儿园为场景，介绍发现学生呕吐后，园长、班主任、园医（卫生老师）、清洁人员等几个重要角色，在呕吐物的处置、病例的隔离管理、学生的健康管理等方面的核心防控要点。

　　当然，托幼机构也会发生食源性或水源性引起的诺如病毒感染疫情，相关的防控要点可参考后面中小学校和院校这两个场景的防控篇。

角色介绍

妹妹

4岁，幼儿园中班学生。

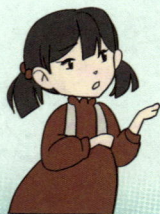

班主任

妹妹所在班级的班主任。

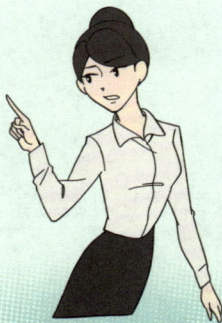

王老师

幼儿园的生活老师。

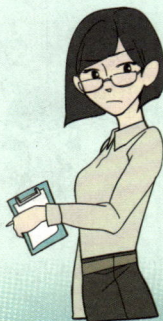

11月，幼儿园中班，全班小朋友在唱歌……

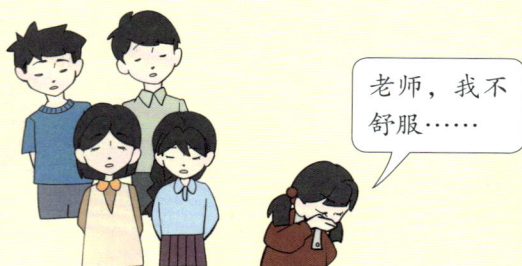

老师，我不舒服……

班主任赶紧过去查看，发现妹妹有呕吐和腹痛症状。

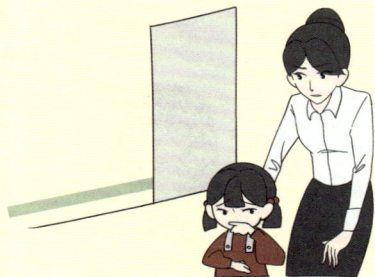

全班同学关心妹妹，想围过去……

大家请往后站，不要碰呕吐物！我先把妹妹带去隔离室，请园医过来看看。王老师，麻烦把孩子们带去旁边的教室，看看还有没有不舒服的孩子。

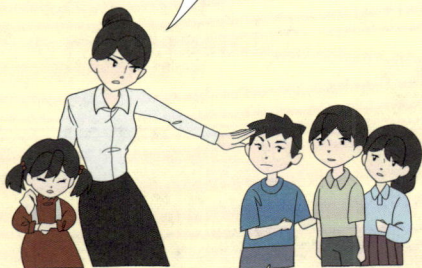

孩子们往后站，远离病例和呕吐物。

好的，大家请排好队，跟着我来。

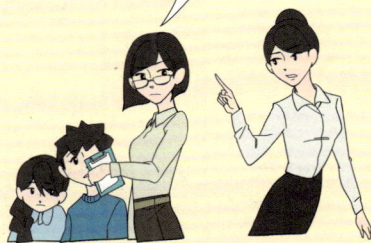

班主任带妹妹去隔离室，王老师带其他孩子去别的教室。

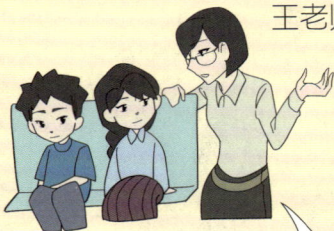

小朋友们，如果你们有不舒服，觉得头痛、肚子痛或者想吐的要马上告诉我啊！

她可能还会继续呕吐，你先把她的脏衣服换了，你要小心注意，别让她被呕吐物呛到了。现在是诺如病毒的高发期，她可能感染了，要特别做好清洁消毒和个人防护，脏衣物就放在这个袋子里。

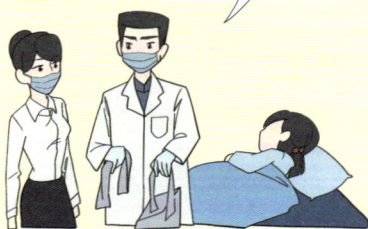

第二天早上，在幼儿园入口处，园医组织孩子们进行晨检并加强对急性胃肠炎症状的监测。

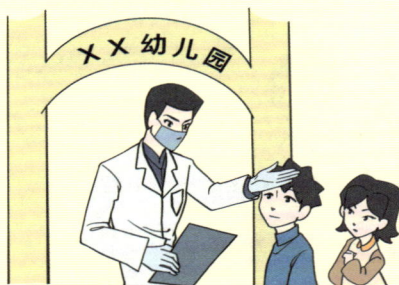

知识点解读

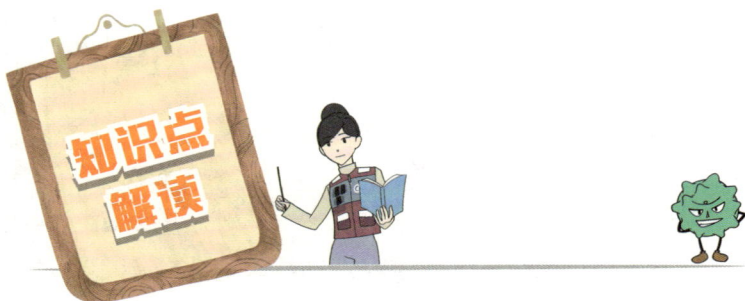

　　广东地区诺如病毒流行季在10月至次年3月。低龄儿童较容易被感染，感染后症状以呕吐为主，也可能出现腹泻、恶心、腹痛、头痛、发热、畏寒和肌肉酸痛等症状。感染诺如病毒后潜伏期较短，通常为24—48小时，最短12小时，最长72小时。

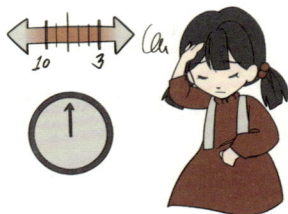

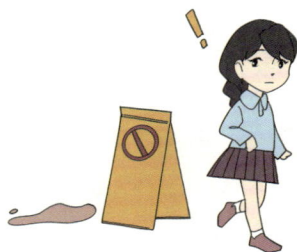

　　上述故事中，班主任和园医在发现学生呕吐后，第一时间做了3件事情：

　　（1）让其他同学不要靠近呕吐物。

（2）疏散人群，把病例带到隔离室。

（3）加强晨检。

这三个操作非常重要！

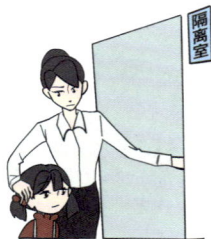

因为诺如病毒主要通过病人的粪便和呕吐物排出，容易通过气溶胶传播给其他人。诺如病毒的传播力很强，感染剂量为18—2800个病毒粒子，大概就是在一根针尖上停留的病毒量就可以让别人"中招"。

根据相关研究分析，许多诺如病毒的聚集性疫情就是由于没有妥善处理呕吐物而导致的。

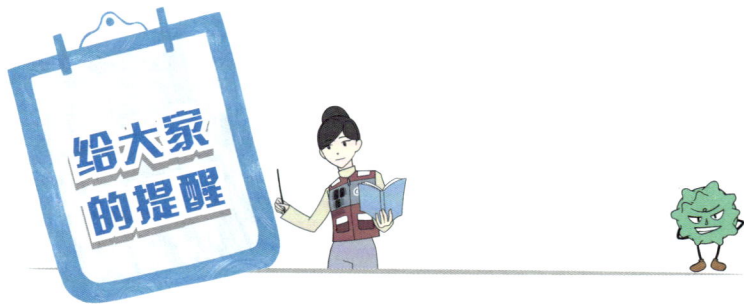

给大家的提醒

一、如果你是托幼机构管理者

1. 要在托幼机构设置固定的隔离区域，供出现呕吐、腹泻症状的疑似病人临时隔离。

2．有条件的托幼机构建议购买呕吐物处置包并组织老师们接受相关操作培训。

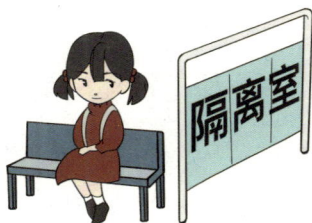

二、如果你是班主任

1．在发现班上有孩子呕吐或腹泻时，第一时间组织其他同学有序疏散至空旷区域。

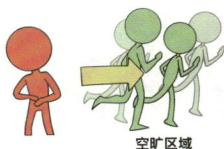

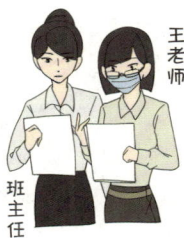

空旷区域　　呕吐包　　班主任　　王老师

2．在有呕吐物的教室外放置警示标语，其他无关人员不要入内。

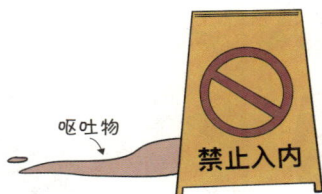

呕吐物　　禁止入内

3．及时将生病的孩子带到校医室，如判断为可疑病例，应在隔离区临时隔离，妥善清理病例身上的呕吐物并通知家长尽快接回就医及休息。

4．及时通知相关人员对呕吐物或排泄物进行处理。

5．马上暂停所有聚集性活动。

三、如果你是园医

1．接到通知后，前往现场时要妥善穿戴口罩、手套等防护用品。

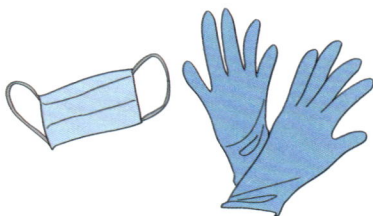

2．准备干净的袋子装孩子被呕吐物或排泄物弄脏的衣物。

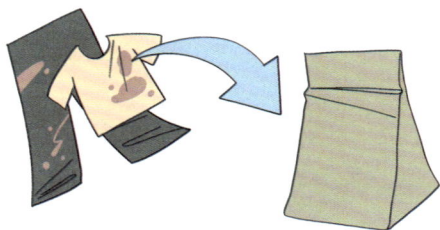

3．发现有聚集性疫情要及时上报当地疾控机构并在后续掌握好学校每日新增病例数、累计病例数等重要信息，要及时报送给疾控机构。出现疫情时要在疾控机构专业人员的指导下开展防控。

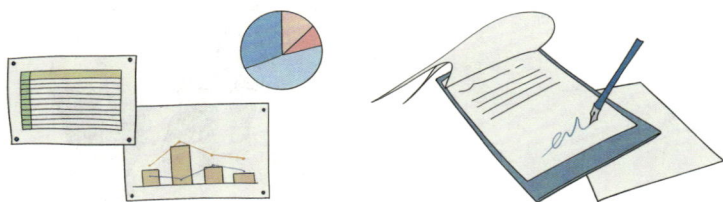

4．如果有其他孩子出现诺如病毒感染症状，也要及时做好病例隔离。

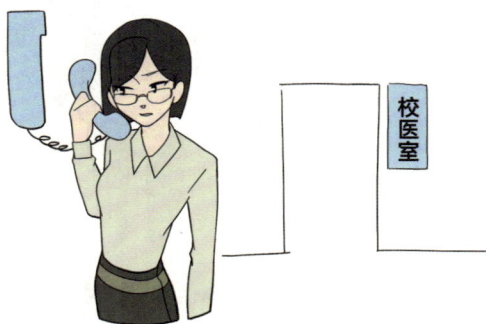

校医室

四、如果你要处置呕吐物

请根据以下流程妥善处理，避免感染。

1. 消毒前准备。

① 疏散无关人员

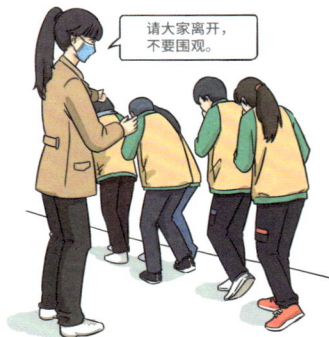

请大家离开，不要围观。

② 消毒人员做好个人防护

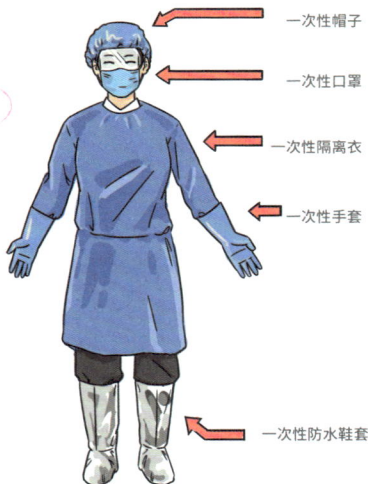

一次性帽子

一次性口罩

一次性隔离衣

一次性手套

一次性防水鞋套

2. 呕吐物处理流程。

在进行呕吐物处理时，一般建议配置3份消毒药液，1份用于呕吐物处理，1份用于环境消毒，1份用于工作结束后个人防护用品的消毒。如果学校有配置呕吐污染物应急处置包，可以只配制后2份消毒药液。

方法1

采用呕吐物处置包进行处理

①准备消毒干巾，配制消毒药液×2份

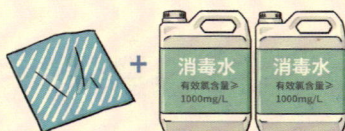

②消毒干巾覆盖包裹呕吐物

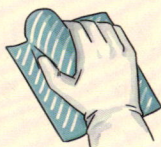

③作用30分钟后移动

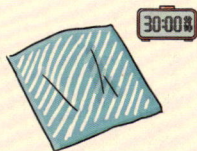

④包裹呕吐物的消毒干巾放入双层垃圾袋，贴上呕吐物标签，按其他垃圾处理

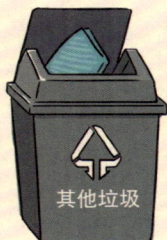

方法2

采用浸泡了消毒药液的抹布处理

①配制消毒药液×3份

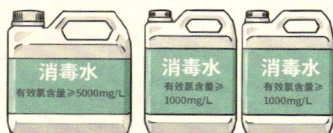

消毒水 有效氯含量≥5000mg/L
消毒水 有效氯含量≥1000mg/L
消毒水 有效氯含量≥1000mg/L

②抹布在消毒药液中完全浸泡

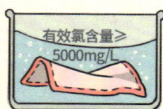

有效氯含量≥5000mg/L

③浸泡后的抹布完全覆盖呕吐物

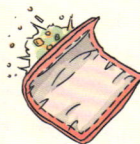

④包裹了呕吐物的抹布移到消毒药液中浸泡30分钟

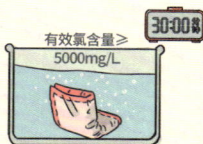

有效氯含量≥5000mg/L

30:00

⑤移走抹布，将使用后的消毒药液倒入卫生间

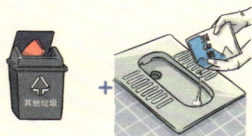

其他垃圾

3. 消毒后工作。

请专人负责消毒后清洁工作

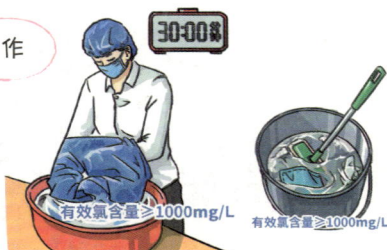

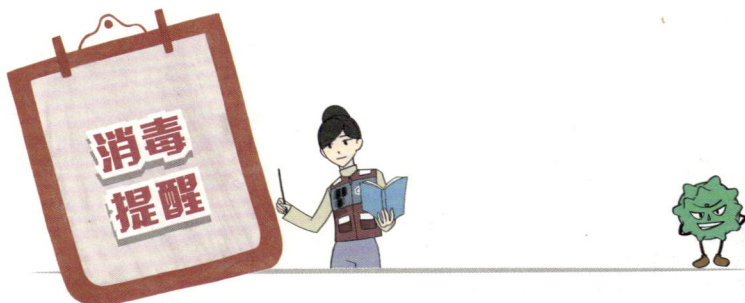

有效氯含量≥1000mg/L　　有效氯含量≥1000mg/L

消毒
提醒

病例的呕吐物和粪便，需要由经过规范培训的人员在做好个人防护措施的前提下，严格按照相关消毒操作指引及时处理。

应做好全面消毒工作，重点对被患者呕吐物、粪便等污染的环境物体表面、生活用品等进行消毒。

大家要注意，诺如病毒是个"顽固"的家伙，酒精对它是不起作用的，一定要用含氯消毒剂，才能消灭它。

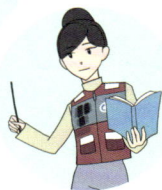

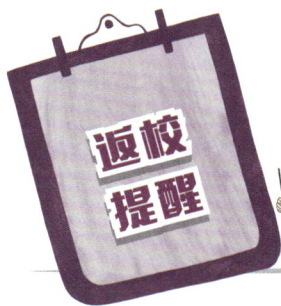

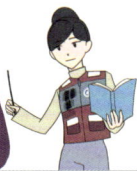

返校提醒

患病的师生应留在家中，或者暂时隔离直到家长或亲属接回。隔离期为症状完全消失后72小时，直到符合解除隔离标准之后才可以复课或者返校。

中小学校

中小学校的孩子们正处于6—18岁的年龄阶段，相比幼儿有了更大的活动空间和更广泛的社交行为，校园内人员密度高。这个阶段，学校内提供的服务类型也明显增加。因此，中小学校发生诺如病毒感染疫情后传播范围相比托幼机构更大，发生疫情传播的原因也更为复杂，几乎涵盖所有的传播途径。

本篇以初中为场景，介绍发生水源性传播的诺如病毒感染疫情后，学校应如何配合属地疾控机构开展调查和处置，以及日常如何做好校园用水的管理，降低疫情发生的风险。

中小学校其他类型诺如病毒感染疫情的相关防控要点，可参考另外两个场景的防控篇。

角色介绍

妈妈

疾控中心传染病防控专家。

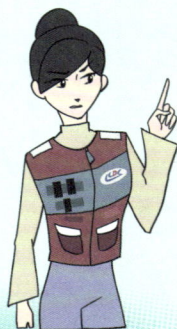

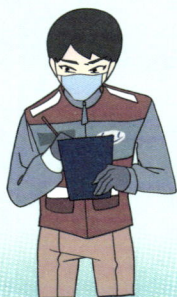

小·张

疾控中心传染病防控科科员。

哥哥

初中一年级学生。

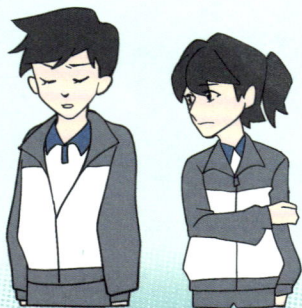

萍萍

哥哥的同学。

这天，刚上初一的哥哥在晚餐时和妈妈分享了学校里发生的一件事情。"妈妈，你知道吗？我们学校最近有几个同学拉肚子，还呕吐。"哥哥皱着眉头说。妈妈作为一位长期从事传染病防控的专业人员，听到这个消息后，想起同学们在学校都喝直饮水，感到了事态的严重性。

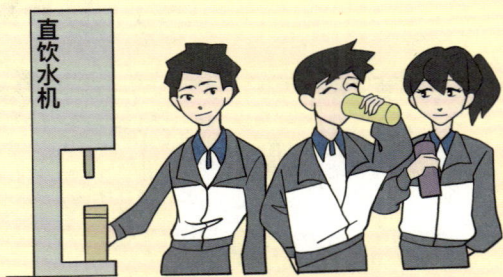

第二天一早，妈妈联系了该校负责卫生方面的老师，经过初步核实，确实有很多学生出现了不同程度的腹泻和呕吐症状。妈妈判断这已经是一起传染病疫情的苗头，她立即向上级汇报了情况，并请求开展调查。

在妈妈的带领下，一支专业的疾控团队迅速成立，他们携带专业设备和防疫物资，前往学校开展现场调查。

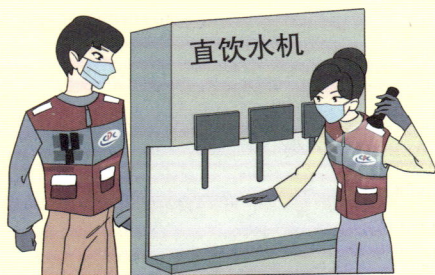

直饮水机

通过详细的调查，疾控团队将疫情发生的罪魁祸首锁定为被诺如病毒污染的水。

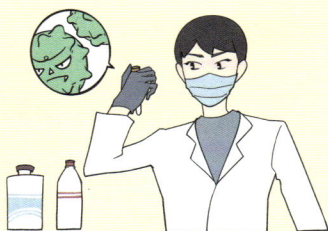

供水管网

知识点解读

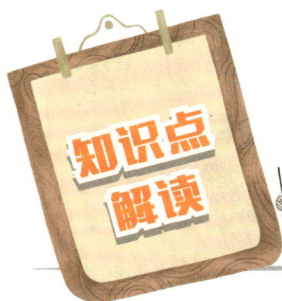

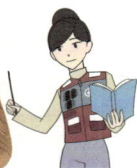

诺如病毒可通过水源传播，简单地说就是喝了被污染的水导致感染。另外，被污染的水还可以通过洗漱等方式被人体摄入导致感染。如果二次供水设施、水源水未严格消毒容易导致诺如病毒感染疫情水源性暴发。在广东就曾经出现过因学校井水、桶装水、二次供水设施等被病毒污染引发水源性诺如病毒感染从而导致疫情暴发。

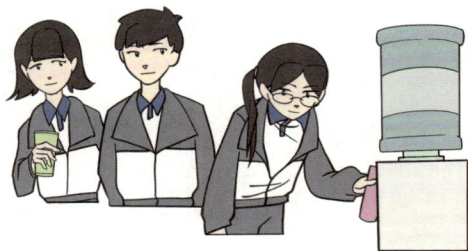

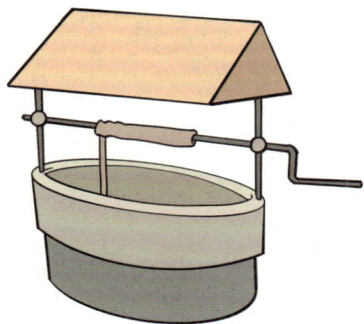

供水管网及设施也是一个非常重要的因素，如果消毒不到位，即便水源没有被污染，也可能在经过供水设施的过程中带上诺如病毒，学生再喝进肚子里就会被感染。

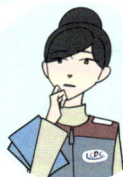

中小学校诺如病毒水源性暴发疫情常表现为：

（1）短时间内病例突然增加，涉及多个班。

（2）疫情持续时间较长。

（3）排除食源性感染。

（4）使用同一水源的其他区域出现类似病例。

疾控专业人员检查学校供水设施后发现，存在水管破损的问题。在疫情发生的前两天，均为暴雨天气，导致供水设施受到污染。二次供水除了检出诺如病毒外，其水质的微生物、消毒剂指标均不合格。

马上停止使用二次供水。要尽快联系相关负责人对供水系统进行排查、维修和消毒。

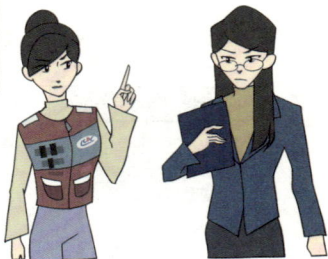

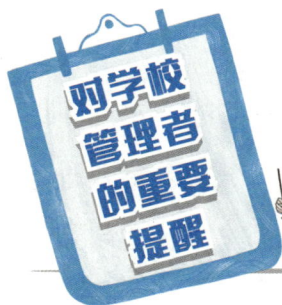

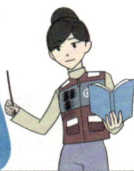

对学校管理者的重要提醒

学校发生水源性诺如病毒疫情后，首先要暂停使用被污染的水源。在查明污染来源后，尽快清除并阻断污染源，必要时更换水源。

二次供水受到污染时，应

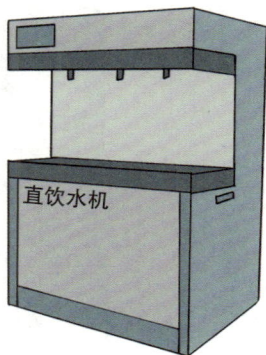

直饮水机

对设施进行全面检查、清洗和消毒，并对水质进行检验，及时发现和消除污染隐患。

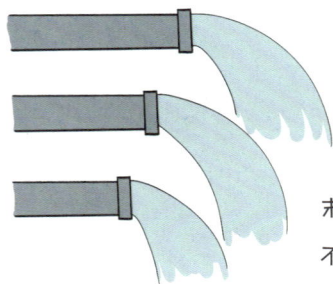

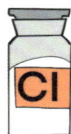

末梢水余氯量

不低于0.05mg/L

桶装水（机）、直饮水机出现污染的，要暂停使用，并立即对桶装水（机）、直饮水机进行消毒处理；如为桶装水（机）污染引起的疫情，应立即停止该品牌（或批次）桶装水的使用。

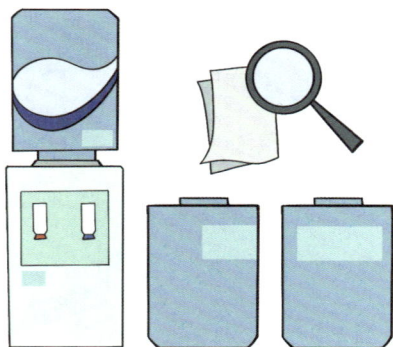

在采取上述措施后，要确保生活饮用水的水质符合国家《生活饮用水卫生标准》的要求，并经卫生学评价合格后方可启用相关饮用水。市政供水、二次供水和直饮水等恢复供水前，要采用含高浓度余氯的水对供水系统进行冲洗消毒，消毒完成后再用清水彻底冲洗。在采取上述措施后，确保生活饮用水水质符合《生活饮用水卫生标准》要求，经卫生学评价合格后方可启用相关饮用水。

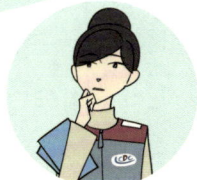

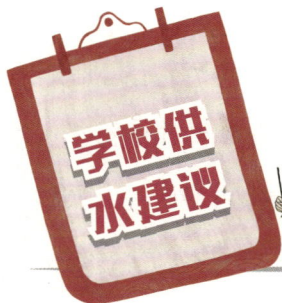

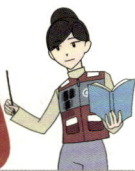

学校供水建议

1．使用管道分质直饮水、直饮水机的学校，其水质处理设备、消毒设备、输配水管材管件、化学处理剂等应具备有效卫生许可批件，并有专人负责饮水系统的

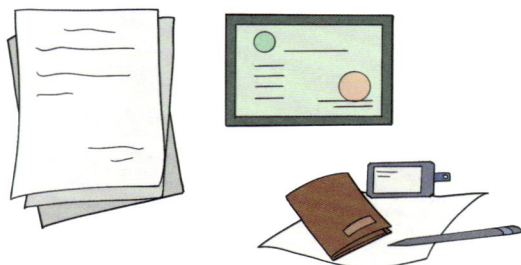

管理、日常保养维护、供水和水质检验等工作，及时更换过滤、吸附等水处理材料，保证管道直饮水每天定时循环或全天循环，定期清洗和消毒。

2. 使用自建供水设施供水的学校，应采用符合水质卫生要求的水源，并加强对水源的卫生防护，如在水源周边设置卫生安全防护设施，确保无生活性或工业性污染源。自建供水设施应配套水质净化和消毒的设施，禁止将未经净化和消毒的井水、地表水直接供给人员饮用，供水设施出水水质应达到《生活饮用水卫生标准》要求。自建单位应申领卫生许可证。

3. 使用二次供水设施的学校，供水设施必须符合《二次供水设施卫生规范》的要求。设施周围应保持环境整洁，应有良好的排水条件，保证供水设施运转正

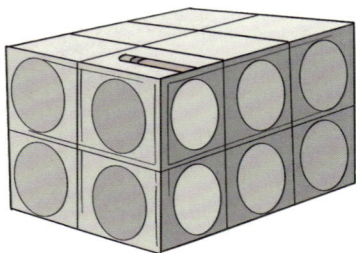

常。学校需配备专用的
饮用水箱或蓄水池，不
得渗漏。水箱入口应有
盖（或门），并带上锁
装置，有条件的应设有
消毒设置。管理单位要制定和落实二次供水的卫生管理
制度，负责二次供水设施的日常运转、维护，并委托有
资质的专业公司定期进行清洗、消毒。专职或兼职管理
人员每年进行一次健康体检和卫生知识培训，体检和培
训合格方可上岗。

4. 使用桶装水供师生饮用时，必
须向供应商索取生产单位有效食品生
产许可证、同批次的桶装水水质检验
合格报告、饮水机有效涉水产品卫生
许可证，并留档备案。定期对饮水机
进行清洗和消毒，并留存书面记录。
假期停用较长时间后应更换新鲜水，
开封后饮用周期一般为3天。

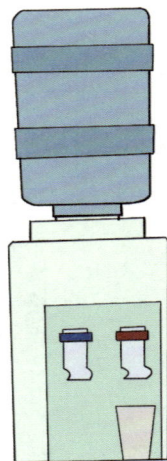

5. 供水单位和使用单位要按职责分工共同做好供

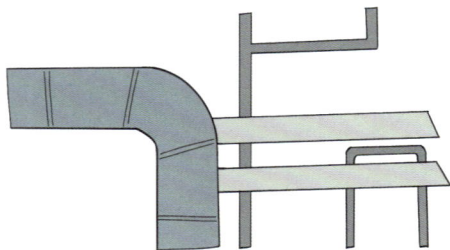

水管网的维护和及时检修。防止因系统设计缺陷、管网渗漏等原因导致虹吸回流现象的发生，避免生活饮用水受污染。

6．学校内部供水点宜设在楼层相对独立的专间或公共区域（非露天），并配备相应的排水系统。供水环境应整洁、干燥、通风良好，远离污染源（厕所、垃圾存放地等）。

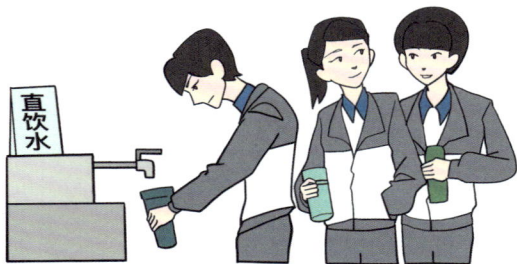

直饮水

7．学校应定期（如开学前和学期内）委托有资质的检测机构对校内饮用水水质进行检测，做好节日长假后相关饮用水设施设备的清洗消毒和维护工作，保证水质符合国家相关标准后方可供饮用。

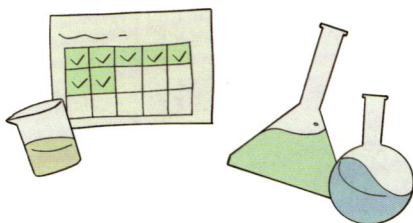

8. 饮用水受污染后，应立即停止使用。

院　　校

　　高等院校及技工学校的学生多已成年，个人卫生的意识和习惯已经养成，随地呕吐的情况已较为少见，通过呕吐物引起诺如病毒广泛传播的风险已经很低。院校的校园内通常会设置多个食堂，委托不同的第三方机构运营，管理要求不尽相同。因此，院校发生的诺如病毒感染疫情主要以食源性传播为主。

　　本篇以大学为场景，介绍发生因厨工感染诺如病毒，通过制备食物及分餐造成学校师生感染的疫情后，如何开展疫情控制措施，以及平时如何做好食堂和厨工的管理。

　　院校偶有水源性传播的诺如病毒感染疫情，防控要点可参考本书中小学校疫情防控篇。

爸爸

大学健康副校长。

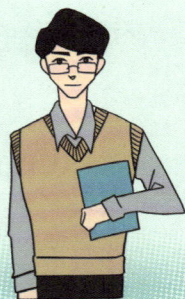

周主管

大学食堂主管。

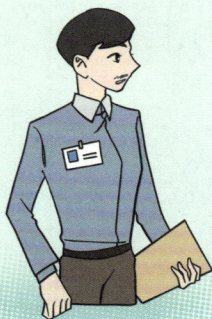

小陈

大学校医。

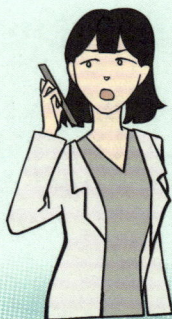

丁大叔

大学厨工。

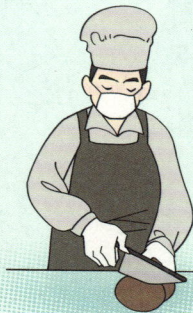

大学饭堂的厨工丁大叔这几天出现腹泻症状，但他却认为是个小问题。

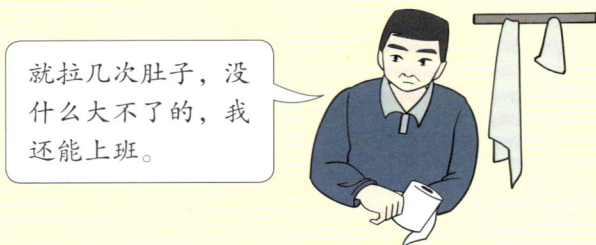

就拉几次肚子，没什么大不了的，我还能上班。

这天在制作食物的过程中，他因为拉肚子去了几趟厕所，其间没有认真清洗双手。

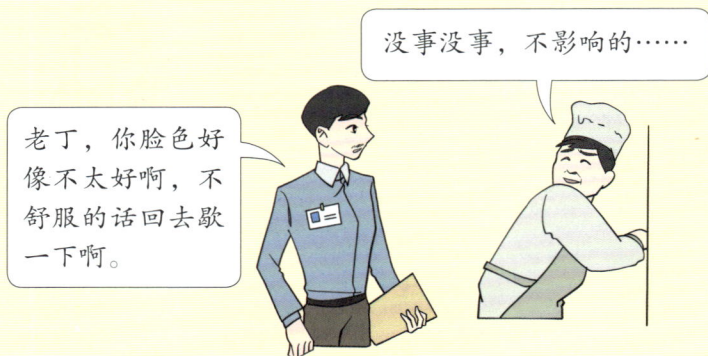

没事没事，不影响的……

老丁，你脸色好像不太好啊，不舒服的话回去歇一下啊。

当天下午开始，陆续有学生因腹泻、呕吐到校医室就诊或向辅导员请病假。

随后几天内，陆续有不少学生都出现同样症状，都报告到了校医小陈处，小陈拨通了健康副校长的电话。

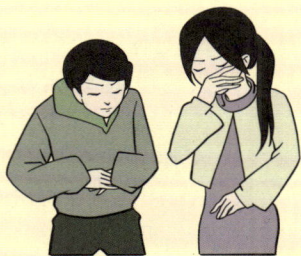

黄校长，下午有多名学生出现腹泻、呕吐症状，经过粗略询问，他们中午都是在学校第二饭堂用餐，怀疑是诺如病毒。

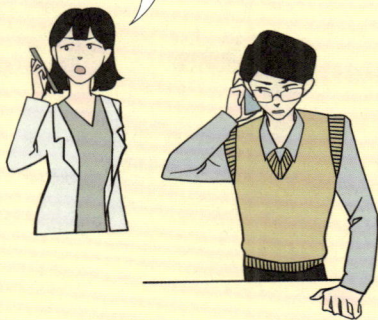

赶紧向教育局和疾控中心报告！另外，马上排查一下有没有厨工这几天有呕吐或者腹泻症状的，尽快检测。

周主管要求丁大叔马上去医院就诊，结果诊断为诺如病毒感染引起的急性胃肠炎。

老丁啊，你作为厨工，负责的是全校人员的餐饮，怎么能如此大意！你的健康是跟大家的健康密切相关的，现在检测出你是诺如病毒感染，根据规定，你要马上停工休养，病愈后必须间隔1天以上、连续2次诺如病毒检测阴性才能回来上班，明白了吗？

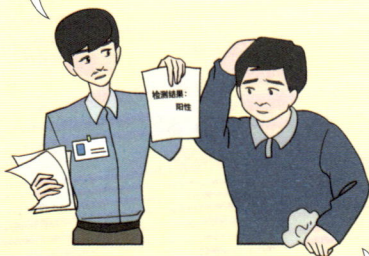

我知道错了，真是很抱歉，我一定会好好遵守规定的！

知识点解读

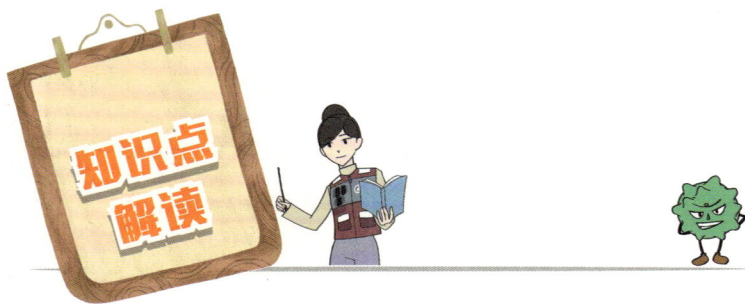

食品从业人员如感染了诺如病毒，不管是否出现相关症状，均可以排出病毒从而污染加工的食品，造成食源性诺如病毒的聚集性疫情。相关的调查研究发现，学校厨工的诺如病毒检出阳性率在1.2%—3%，且多数为隐性感染者。做好学校食堂从业人员的健康管理、加强食品卫生管理、规范操作流程等，对于预防诺如病毒感染十分重要，针对食品从业人员应做好以下两点：

1. 食品从业人员中出现呕吐或腹泻症状，或检测发现隐性感染者须立即向食品安全管理人员报告，立即调离岗位并隔离

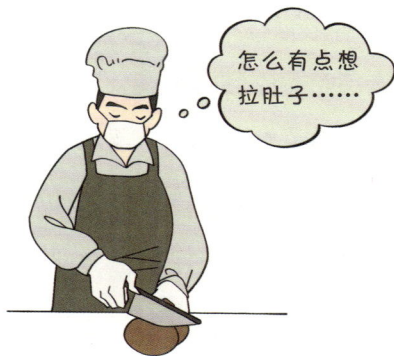

怎么有点想拉肚子……

治疗，防止污染食品造成疫情扩散。

2．从事食品操作的厨工病例及隐性感染者，间隔1天以上、连续2次粪便/肛拭子病毒核酸检测阴性后方可解除隔离，学校食品安全管理人员应核验其阴性检测结果。

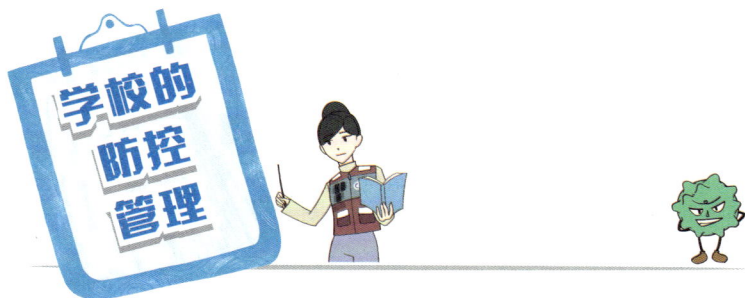

学校的防控管理

高等院校及技工学校的食堂、小吃店等作为校内饮食的重要来源，供餐量大、人群密集，是食品安全的高风险场所。近几年这些院校出现多起因食物引起的诺如病毒感染性腹泻疫情。

院校学生的这一类诺如病毒感染主要因食用被诺如病毒污染的食物导致，污染环节可能是感染诺如病毒的厨工在备餐和供餐中污染食物，也可能是食品在生产、运输和分发过程中被诺如病毒污染。牡蛎等贝类海产

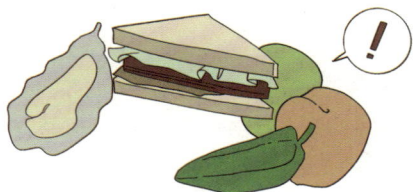

品、三明治等即食食品、需生食的蔬果等是引起诺如病毒感染暴发的高风险食品。

除了对学生开展预防诺如病毒感染的宣传教育外，对厨工的宣教也同样重要。

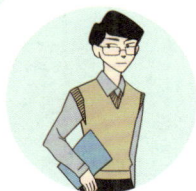

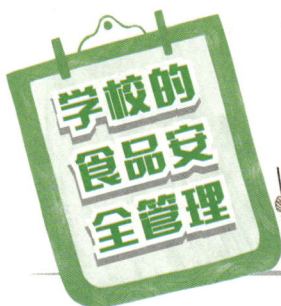

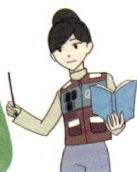

学校的食品安全管理

1. 设置足够的洗手设施，并配备充足的肥皂或洗

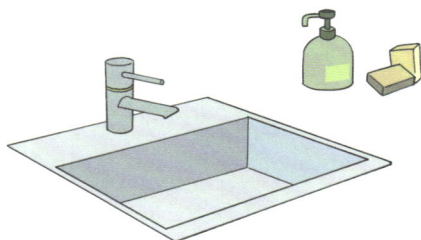

手液。食品从业人员在使用厕所后、进行食品加工操作前等必须彻底洗净双手，推荐七步洗手法。

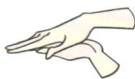

掌心对掌心揉搓　　　手指交叉，掌心对手背揉搓　　　手指交叉，掌心对掌心揉搓

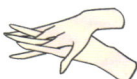

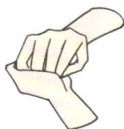

双手互握，相互揉搓指背　　拇指在掌中转动揉搓　　　指尖在掌心揉搓　　旋转揉搓腕部直至肘部

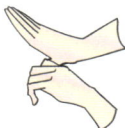

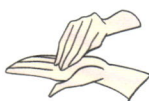

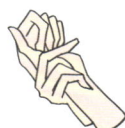

2．妥善穿戴防护衣物。食品从业人员在制备食物的过程中要妥善佩戴口罩及手套，开展配餐等其他工作时必须更换工作服，避免裸手直接接触即食食品。

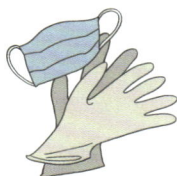

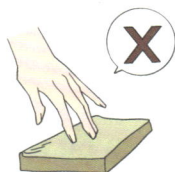

3．加强对食堂设施用具及环境的清洁消毒。要做好食堂餐饮具、设施设备、生产加工场所环境的日常性

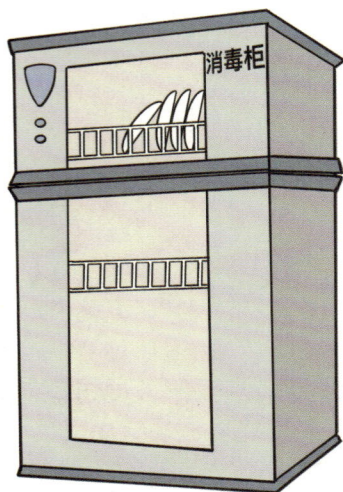

清洁消毒工作，消毒后餐具应置于餐具保洁柜内，严禁露天存放，餐具应统一由食堂发放。如有诺如病毒感染性腹泻疫情暴发，每天至少开展2次对食堂食品加工处理场所、就餐场所、设备设施和操作台面等的消毒；加强对餐饮具消毒，消毒时间及消毒温度应达到相应的标准。

4. 保证食物彻底煮熟。要加强食品安全，对于贝类等水产品要彻底煮熟煮透。

5. 生熟食品的加工要分区域进行，加工器具要严格区分，避免发生交叉污染。

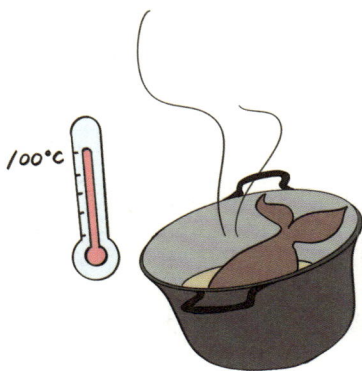

厨工的健康管理

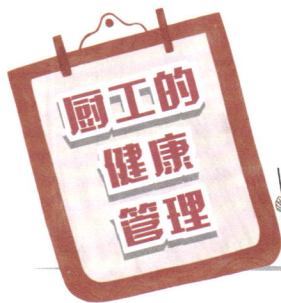

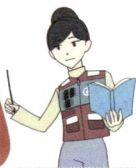

1．建议学校开学前组织厨工岗位工作人员进行健康排查，有呕吐或腹泻症状的厨工，应暂时不上岗，原则上待症状消失72小时后再上岗。

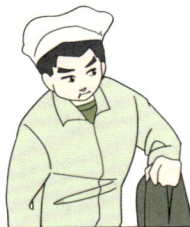

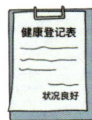

2．做好健康监测。食堂从业人员应持健康证上岗，每天进行健康监测，如出现发热、呕吐等症状，应立即脱离岗位并报告学校健康管理责任部门，不要带病上班。诺如病毒感染者原则上隔离至症状完全消失后72小时结束。诺如病毒检测阳性的人员必须间隔一天以上、连续2次诺如病毒检测阴性后，才能回到岗位工作。

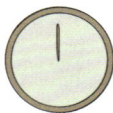

3．注意操作规范及个人卫生。制备食物前、加工生食或熟食后、餐前便后、接触垃圾后、外出归来、接触公共设施等之后，均要彻底洗手。开始食物处理前必须穿戴好工作衣帽并戴口罩和一次性手套，防止食物交叉污染。工作服应当定期洗涤、消毒。食堂从业人员的宿舍要加强通风换气，保持室内清洁，可定期进行预防性消毒。

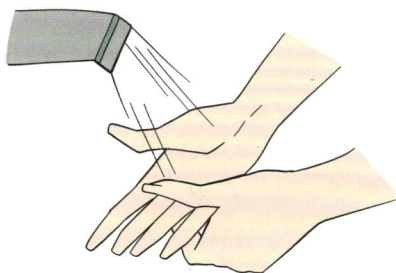

我们会定期组织人员对厨工健康状况、食堂卫生、消毒记录等事务开展检查，并指导相关人员做好防护。

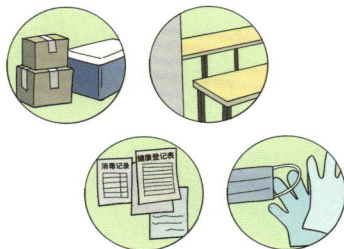

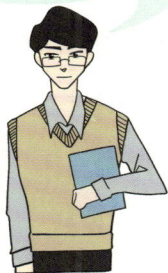

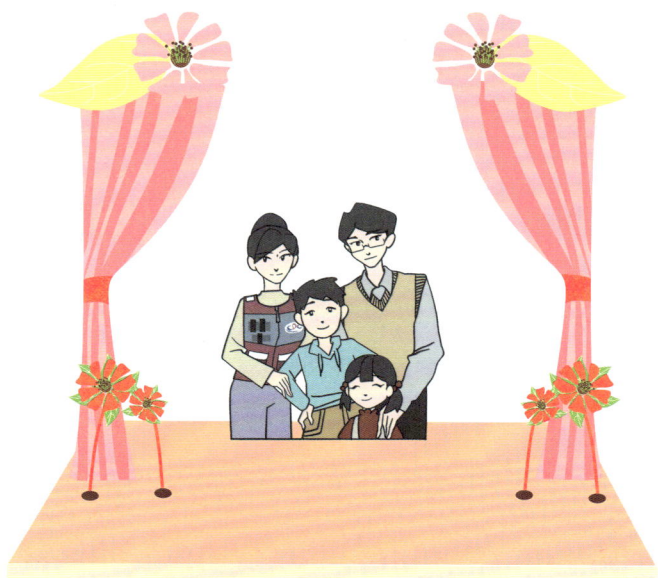

　　面对诺如病毒，我们齐心协力，共筑健康防线！教育部门智慧引导，卫生健康部门和疾控部门严密监测，学校细心呵护，家庭温暖陪伴。让我们携手同行，用爱与责任守护孩子们的健康，共创美好明天！